心身舌诊

XINSHEN SHEZHEN

张永雷 著

东南大学出版社
SOUTHEAST UNIVERSITY PRESS
·南京·

图书在版编目（CIP）数据

心身舌诊 / 张永雷著 . —南京：东南大学出版社，
2021.12（2025.1重印）
　ISBN 978 - 7 - 5641 - 9982 - 1

　Ⅰ. ①心… 　Ⅱ. ①张… 　Ⅲ. ①舌诊 　Ⅳ. ①R241.25

中国版本图书馆 CIP 数据核字（2021）第 274143 号

责任编辑：胡中正 　责任校对：子雪莲 　封面设计：毕　真 　责任印制：周荣虎

心身舌诊

著　　者	张永雷	
出版发行	东南大学出版社	
社　　址	南京四牌楼2号　邮编：210096　电话：025-83793330	
网　　址	http://www.seupress.com	
电子邮件	press@seupress.com	
经　　销	全国各地新华书店	
印　　刷	南京迅驰彩色印刷有限公司	
开　　本	880 mm×1230 mm　1/32	
印　　张	3.375	
字　　数	80千字	
版　　次	2021年12月第1版	
印　　次	2021年12月第1次印刷　2025年1月第2次印刷	
书　　号	ISBN 978 - 7 - 5641 - 9982 - 1	
印　　数	3001—4000册	
定　　价	55.00元	

* 本社图书若有印装质量问题，请直接与营销部联系，电话（传真）：025-83791830。

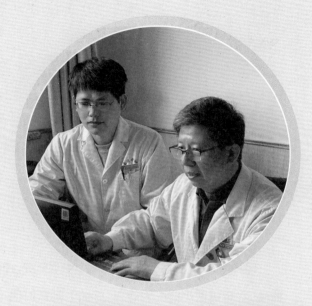

心身舌诊

作者跟随胡剑春 （右一）主任医师学习

　　健康不仅仅是身体健康，还包括心理健康，这是医学发展对健康认知的必然结果，也就要求我们在诊疗过程当中，要充分考虑心理因素，而中医学从对情志的认识全面开启了这一学科的研究，我们称之为中医情志学或中医心身疾病学，而舌诊作为中医诊断比较重要的组成部分，同样也可以体现情志方面的内容，本书有关情志方面的描述称之为"心"，有关形色方面的描述称之为"身"，本书故而名曰"心身舌诊"。

学术渊源

　　经典著作和名师是中医传承的两件至宝，经典书籍可以反复阅读，岁月更迭仍能光彩夺目，好的老师却可遇不可求，老师的言传身教、谆谆教诲更显得弥足珍贵。本书作者张永雷医生有幸跟随老师胡剑春主任医师学习多年，从中医思维到临床辨证，再到遣方用药，都得到老师的指点，而胡剑春主任医师早年就读于山东中医学院，后考取研究生跟随刘献琳教授学习。刘老治学严谨，辨证精准，尊崇经典而不拘泥，每于临证思路清晰，一边诊病一边讲解。这种治学态度和方法让胡剑春主任医师很受益，刘老也非常喜爱这位学生。从刘老悬壶济世、桃李芬芳，到胡老学有所成，成为一方名医，再到张永雷医生传承医道、疗苦救疾、著书立说，至今已70年有余。经过三代人的不断努力，刘老和胡老的学术经验和中医思想得到很好的继承和发扬，一脉相承，源远流长。

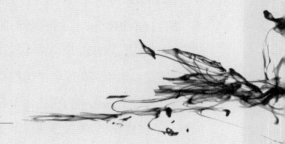

一、刘献琳

刘献琳(1928—2000),字璞亭,山东中医药大学教授,山东中医药大学"创校元老"之一,仲景学说研究名家,也是新中国成立后《金匮要略》学科的奠基人之一,曾担任全国教材《金匮要略选读》编委,也是山东中医药大学首部《中医内科学》教材主编。从事中医教学、科研及临床工作近50年,学验俱丰,尤以善治疑难杂症而闻名,历任山东中医药大学中医内科及教研室主任、山东中医药大学金匮教研室顾问、山东省卫生厅医学科学委员会委员等职。学术特点主要体现在以下几点:(1)重视治未病思想,刘老认为治未病思想是仲景学说的精髓,"未病先防、已病防变";(2)四诊合参,重视舌诊和脉诊;(3)法承仲景、善用经方,灵活运用《伤寒论》《金匮要略》中方剂治疗内外科病症和疑难杂症;(4)自拟小方,合方治病,用药灵活;(5)内外结合,重视外治法。

二、胡剑春

胡剑春（1961— ），主任医师，淄博市名中医，山东省中医五级师承指导老师，早年师承山东中医药大学"创校元老"之一刘献琳教授，历任中华中医药学会中医妇科分会副主任委员、山东省中医药学会理事、山东省中西医结合学会理事、山东省中医药学会糖尿病专业委员会委员，中医理论深厚，临床经验丰富，辨证准确，得刘老真传，同样擅长使用经方和小方治病，重视舌诊，疗效卓著。在中医治疗脾胃病、肝胆病、妇科病、情志病、咳嗽、糖尿病、脑梗后遗症等方面有独到的经验。出版《中西医结合治疗糖尿病》《新编心脑血管疾病中西医治疗》，并在《山东中医杂志》《中医研究》《中华中西医结合杂志》等刊物上发表多篇论文。"降脂保肝胶囊治疗高脂血症"和"脂肪肝的临床与实验研究"等两项科研成果，获淄博市科技进步二、三等奖。

三、张永雷

张永雷（1981— ），副主任医师，黄岛中医院治未病科主任，研究生于贵阳中医学院（现为贵州中医药大学）跟随心身疾病专家刘瑶主任医师、贵州省名老中医董湘玉主任医师、全国名老中医戴永生主任医师学习，后师承淄博市名中医、山东省中医五级师承指导老师胡剑春主任医师。一直从事中医临床和教学工作，遍览群书，博采众长，强于辨证，继承了山东中医药大学"建院八老"之一刘献琳教授和胡剑春主任医师的"三步辨证法"，精于望诊和舌诊，善用经方、小方、对药、中医膏方，精通脐灸和外治，重视治未病思想。对脏腑辨证用药的理解和情志病的诊疗有独到的见解，详解阴阳五行的本质和一气周流的规律，先后撰写四部著作，独立编著《望诊》一书，拥有国家发明专利五项、国家实用新型专利三项，发表论文十余篇。在青岛市成立首家失眠门诊，开创了复发性口腔溃疡的理论并研制了具有国家发明专利的中药配方。全国脐灸命名和分型开创者，最早研究脐灸并完成独特配方，创立"脐悦""沐悦珍""皇小補"品牌并应用于临床。擅长中医治疗失眠、复发性口腔溃疡、更年期综合征、焦虑症、神经衰弱、头痛、不孕不育、咳嗽、哮喘、各种结石、肝胆疾病、胃炎、胃溃疡、十二指肠溃疡、腰腿疼痛、风湿、类风湿、肿瘤等，疗效卓著。

荣誉

中华中医药学会民间特色诊疗技术研究分会委员

中华中医药学会治未病分会青年委员

中华中医药学会中医基础分会青年委员

山东省中西医结合学会膏方专业委员会委员

山东省省级中医学术思想继承人

青岛市优秀青年人才

青岛市中医药学会五运六气专业委员会委员

黄岛区第一届、第三届优秀青年人才

序 // 心身舌诊 //

　　本书由作者倾注两年心血完成，书中内容言简意赅，条目清晰，图文并茂，深入浅出。作者用简单的文字表达了深刻的含义，用清晰的思路分析了复杂的病症，没有深厚的中医知识积累和临证独立思考是不能完成这么一部开创性著作的。

　　说到开创性，作者在病位和病性分析的基础上，应用情志分析于舌诊，其深入性和完整性在古今算是独树一帜了，给我们中医学注入了新的活力，此乃中医之幸。

　　著作离不开作者，作者离不开不断的学习和积累，本书作者步入杏林二十有一年，学习刻苦。无论是严寒还是酷暑，均孜孜不倦，冬天借着路灯读书，帽檐结霜，等大家起床上课时，他已经背诵《汤头歌诀》过半本。每当周末同学们外出逛街游玩，教室里总有他伏案读书的背影。他敏思好学，百川聚海，水滴石穿，学业八年，终有所成，后在三家中医院一直从事临床诊疗和教学工作，经验不断积累，知识不断巩固和进化;他学识渊博,通晓中医,兼顾临床、教学、科研,再至后来著书立说,将成果转化并推广,让更多的人受益,大医所为,惠及广众。

　　作者擅长望诊,辨证精准,本书很好地体现了这两点,把情志辨证融入舌诊,这是一个先例,望舌辨病,望舌而知情志性格,内容翔实,重点突出,特色鲜明,此乃中医舌诊之佳作,很值得广大中医从业者和爱好者学习。

董湘玉

贵州中医药大学

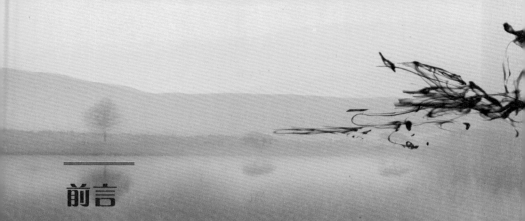

前言

　　望诊作为四诊之首，一直备受医家重视，而舌诊作为望诊的一部分，其意义自然无可替代。舌体居于口内，受外界气候的影响没有那么直接，所以观察舌象，可以比较好地判断体内的健康状况，当然包括疾病的位置和性质，所以学好舌诊是成为一名合格中医的前提。

　　既然是四诊，说明除了望诊以外还有三种方法，所以在学习舌诊的时候，也不要忘记其他诊断方法的学习，这样不偏不倚，方可成之大就。

　　本书有三大特点：

　　一、结构严谨、条目清晰、分析深入并且层次清晰，非常适合并帮助学习者建立良好的中医思维和诊断能力；

　　二、在病位和病性的基础上，突出对情志内容的分析，这部分内容具有创新性和独特性，使得舌诊更全面、更完整，活灵活现；

　　三、病例分析部分环环相扣、精彩纷呈，既体现了学术严谨性，也体现出中医的活泼性，把临床诊治思维和过程充分体现了出来，真知灼见，不可多得。

目录

CONTENTS

第一部分

总论

一　舌的大体解剖

舌是口腔中主要器官之一,有感受味觉、辅助发音、搅拌食物、协助吞咽等功能。

1. 舌的形态

舌可分为前方的舌体和后方的舌根两部分。舌体前端游离变窄称舌尖。舌根借助舌肌附着于舌骨。舌体中间有一条不太明显的直行皱褶,名正中沟。当舌向上卷时,舌下面正中线上有一连于口底的细带,名舌系带。在系带终点两侧有一对小圆结节,左右各有一孔,其左侧者称"金津",右侧者称"玉液",为胃津肾液上潮之孔道。

2. 舌肌

整个舌体是由横纹肌组成的肌性器官,包括舌内肌和舌外肌。舌内肌的肌纤维有纵、横、垂直等方向。舌外肌的肌纤维呈扇形分散而到达舌内,其作用是伸舌,受舌神经支配。

3. 舌神经

管理舌之神经主要有三种：舌下神经管理舌之运动；舌咽神经管理舌边、舌根的知觉和味觉；三叉神经第三支舌神经所分出的纤维，管理舌前三分之二的知觉。

4. 舌之血管

舌之动脉为颈总动脉之颈外动脉前侧支的分支，迂回分布于舌背、舌下、舌系带及齿龈等处。舌之静脉，其起始部约与舌动脉相一致，但流入上腔静脉。肉眼所见的舌下脉络，即舌深静脉。

5. 舌之黏膜

舌表面盖覆一层特殊的黏膜，其黏膜上皮薄而透明。舌面的黏膜，表面粗糙，其前面三分之二完全遮以不同种类的小突起，即舌乳头，使舌面呈天鹅绒状。

舌黏膜乳头可分四种。

（1）丝状乳头：小而密集，色白，遍布于舌体与舌尖，有触觉无味觉。乳头形似刷状尖突，细长如丝（长 0.5～2.5 毫米），向后倾斜，其尖突的上皮之生长或脱落与苔的变化有关。

（2）菌状乳头：略大而数少，色红，散在于舌尖和舌边的丝状乳头之间，有味觉。乳头钝圆似菌，高 0.5～1.5 毫米，其上皮角化层少而透明，隐约可见分布在结缔组织内的血管，故与舌色变化的关系密切。

（3）轮廓乳头：较大，8～12 个，呈人字形排列在人字界沟处，有味觉。乳头周围有一狭窄的深沟，外方并围以黏膜的隆起，状似围墙而得名。

（4）叶状乳头：位于舌后部两侧边缘上，每侧 4～8 条，呈平行的皱襞状，也有味觉，小儿较清楚，成人已退化。

二 中医对舌结构的认知

为了更方便地理解舌象,我们把舌的结构简单地概括为以下几部分:

1. 肌肉

舌体的运动,如伸缩、搅拌食物等依赖肌肉的力量,舌体肌肉和"海绵体"这两部分勾勒出舌体的基本形状。

2. 筋

舌体中线的两侧是两条筋,由肝所主,决定舌体的灵活度,当肝血充足、筋有所养时,舌体灵活,言语流利,如果筋失所养,容易出现舌体震颤或不灵活等现象。

3. "海绵体"

"海绵体"是对舌体饱含津液的一种俗称。"海绵体"由津液充养于内,当津液不足时,舌体变得瘦瘪并缺少水分,当湿气偏盛时,舌体变得胖大、水滑。

4. 舌下脉络

舌下脉络每人都有,属于血管走行的末端,此处血液运行偏于缓慢,所以舌下脉络比人体其他部位的血管颜色偏深,这属于正常。但是,当人体血热时,舌下脉络颜色相对显得更红;当人体血瘀严重时,舌下脉络显得迂曲而色暗;当人体气血不足时,舌下脉络显得瘦瘪且没有血色。

5. 舌系带

舌系带是连接舌体和舌下的一条韧带,归肝管辖,舌系带有长有短,长短基本不影响正常言语功能,肝气不足之人偏短,肝火伤阴之人偏硬。

6. 舌苔

舌苔是胃气蒸腾水谷精微上承于舌面,紧密平铺于舌面的一层薄薄的白色营养物质,无苔或少苔属于正气不足,舌苔偏厚属于邪气偏盛。

7. 血管

舌体满布血管,为舌体的各种功能提供相应营养,血热则舌胀而色红,血虚则舌瘦而色淡,血瘀则舌色紫暗。

8. 经络

五脏六腑皆有经络循行于舌,经络气血之盛衰在各分论中讨论。

（三）什么是舌诊

舌诊就是医生通过对患者舌体和舌苔的观察,获得有意义的症状资料,并对这些症状资料进行分析,判断出患者疾病所在的位置和性质的一个思维过程和专业技术。

舌诊是一种技术,是从事中医行业者所必须具备的、基本的、重要的技术。

舌诊也是一个完整的思考过程,在这个过程中,包括中医从业者从收集症状资料、内在分析、得出结论、得到其他病症的佐证这四个基本步骤。这四个步骤中,最重要的是内在分析,而分析的依据则是专业的、广泛的中医知识。

（四）舌诊的原理是什么

正如《舌鉴辨正》说:"舌居肺上,腠理与胃肠相连,腹中元气熏蒸酝酿，亲切显露，有病与否，昭然若揭，亦然可恃。"章虚谷说："舌本通心脾之气血……脾胃为中土，邪入胃则生苔，如地上生草也。"故苔之厚薄可观察邪气消长和脾胃功能的状况，此即所谓"舌为脾之外候"。李时珍说："舌下有四窍，两窍通心气，两窍通肾液。心气流于舌下为神水，肾液流于舌下为灵液，道家谓之金浆玉醴。溢为醴泉，聚为华池，散为津液，降为甘露，所以灌溉脏腑，润泽肢体。"故舌之润燥可判断津液的亏损和邪热的轻重。

人体是一个有机的整体，舌通过经络与脏腑密切相关。如《灵枢·经脉篇》载："手少阴之别，……系舌本。""肾足少阴之脉，循喉咙，挟舌本。""脾足太阴之脉，上膈挟咽，连舌本，散舌下。""厥阴者，肝脉也……而脉络于舌本也。"《灵枢·经筋篇》载："足太阳之筋，其支者别入结于舌本。""手少阳之筋，其支者当曲颊入系舌本。"而手太阴肺经起于胃，足阳明胃经络于脾，足少阳胆经络于肝，故杨云峰在《临证验舌法》中说："查诸脏腑图，脾、肺、肝、肾无不系根于心。核诸经络，考手足阴阳，无脉不通于舌。则知经络脏腑之病，不独伤寒发热有苔可验。即凡内外杂证，也无一不呈其形、著其色于舌。"所以人体内部的变化，脏腑的虚实，津液的盈亏，气血的盛衰，以及疾病的轻重、顺逆，均可反映在舌象上，舌象的变化确可作为辨证施治的重要依据。

(五) 为什么如此重视舌诊

(1) 舌为心之苗窍，心为五脏六腑之主，舌象更能体现出人体内在的状态和变化。

(2) 舌在口内，不容易受到外界因素的影响，比如说，北方人皮肤相对南方人粗糙,人体皮肤的颜色、体型、面相等都容易受到环境的影响而发生改变,而舌象相对稳定。

（3）舌象相对于脉象更为直观。

六 望舌的方法

望舌时让病人面向光亮处,自然地将舌伸出口外,要充分暴露舌体,舌尖稍向下弯,舌面向两侧展平舒张,不要卷缩,也不要过分紧张用力向外伸,以免引起舌的形色改变,造成假象。

望舌时要有充足的自然光线,夜间或病室光线不足时,要在强光源的照射下进行,否则不易分辨舌象的颜色,必要时应在白天复查。

望舌还应注意辨别染苔和其他假象。某些食物和药物,可使舌苔染上颜色,称之为"染苔"。如牛奶、豆浆和乳汁等可将苔染白,杨梅、咖啡、橄榄、烟、茶等可将苔染灰,蛋黄、桔子、黄连、核黄素等可将苔染黄。临床见到舌苔突然改变或舌苔与病情不符时,应注意询问患者的饮食及服药情况,以免误诊。

另外,饮食的磨擦或是刮舌,可使苔由厚变薄;进食热饮或刺激性食物,可使舌色变红,有脱齿者其脱齿一侧的苔较厚,鼻塞、张口呼吸者,舌少津而干,如较长时间服用抗菌素,其苔可呈雪花状或霉酱状等,均应注意鉴别。《冷庐医话》说:"凡见黑苔,问其曾食何物,酸甜咸物,则能染成黑色,非因病而生也。""凡临证欲视病人舌苔燥润,禁饮汤水,饮后则难辨矣。"又说:"白苔食橄榄及酸物即黑、食枇杷即黄。又如灯下看黄苔每见白色。然则舌虽可凭,而亦未尽可凭,非细心审察,亦难免于误治矣。"由此可见前人临证时审慎严谨的客观态度。

第二部分

舌诊定位

舌是人体一个相对独立的器官，人体任何相对独立的器官都包含完整的五行信息和其他的一些自然规律，我结合长期的观察和临床经验，现将常见的几种定位方法介绍如下：

一 脏腑对应

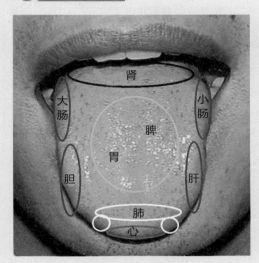

图 2-1-1　脏腑对应

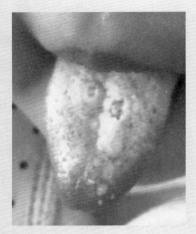

脏腑对应有粗有细,粗可以到五脏,细可以到关节皮毛,为了方便大家掌握,在科学、实用、简单的原则指导下,我把舌体脏腑定位示如图 2-1-1。如:舌尖红为心火,肺区凹陷为肺气虚,舌中膨起多积食(图 2-1-2)。

图 2-1-2

舌尖红而饱满属心火
舌中苔厚腻为积食

(二) 升降对应

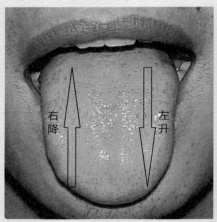

图 2-2-1 升降对应

舌体左侧主升,清阳上升
舌体右侧主降,浊阴下降

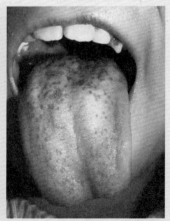

图 2-2-2

舌体右侧饱满胀大属浊气不降,并且舌体中后部位疙瘩伴有隆起明显,说明胃肠积滞

三 舌筋应肝

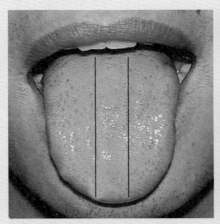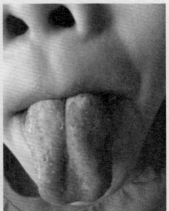

图 2-3-1　舌筋应肝

舌中线的两侧有两条略微的隆起,此为舌筋,为肝所主

图 2-3-2

舌筋高耸,肝火旺盛,还伴有脾肺气虚

四 三焦对应

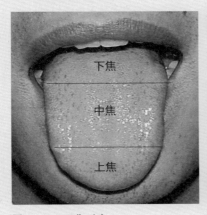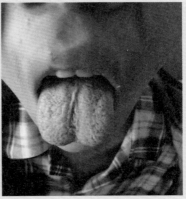

图 2-4-1　三焦对应

图 2-4-2

舌红苔黄厚腻,满布舌面,此为湿热弥漫三焦

　　舌分上、中、下三焦，针对人体局部相关联的多个脏腑同时出现病症，往往用三焦概念表述，比如：患者出现妇科瘙痒、痔疮、小腹胀、腿沉重等症状，称之为下焦湿热。

五 情质对应

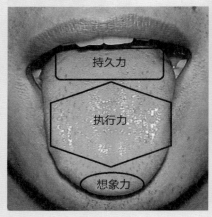

图 2-5-1 情质对应

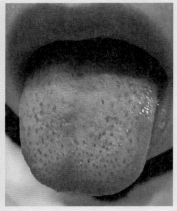

图 2-5-2

舌尖不突出，缺少想象力或者理想舌中宽舌苔厚属于中焦郁滞，贪食所致

　　通过舌象，也可以观察出个体的性格和行为特征（情质），舌尖反映个人的想象力，舌中反映个人做事的执行力，舌根反映个人做事的持久力。

第三部分

舌诊总规律

一 形态规律

高为实低为虚；胖为实瘦为虚；

大为实小为虚；长为火盛短为精亏；

老为旧病嫩为新疾；燥为津亏滑为水饮；

腻为湿腐火升；剥脱为虚腐腻为实；

点刺为热裂纹为虚；斑为瘀。

二 五色规律

淡为虚；红为热；淡红为正常；

黄为热；白为寒；

青为寒痛气滞血瘀惊风；

黑为寒痛肾虚血瘀水饮。

三 情志规律

平者平静；

直者耿直；曲者曲折；

散者外散；聚者内敛；

软者不坚定；硬者倔强；

细者细腻；粗者粗糙。

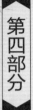

第四部分

舌形

一 舌形

舌形是指舌体的形状,包括老嫩、胖瘦、裂纹、点刺、齿痕、长短、宽窄、平皱、聚散等异常变化。

(一) 正常舌形

大小适中,舌中和舌根厚,舌尖和舌边薄,纹理细腻,活动灵活,红润有光泽(图4-1-1)。

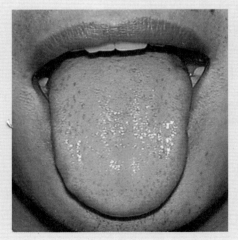

图4-1-1　正常舌形

（二）异常舌形

1. 苍老

舌质纹理粗糙,形色坚敛,谓苍老舌,多见于老年人、久病、实证、心力憔悴等(图 4-1-2)。

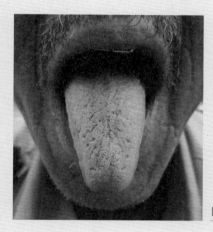

图 4-1-2　苍老舌

病性分析

（1）老年人气虚血弱,气血不能荣养舌体导致舌体显苍老;

（2）久病,邪正长时间斗争,气血不足邪气不去而出现苍老舌;

（3）实邪盘踞体内,导致气血艰涩,舌现苍老。

病位判断

心、肾。

情志特征

久经风雨、世事人情,经常心事重重、难以言说,导致心抑肝郁,气血艰涩而出现苍老舌。

此种舌象多表示年老、体弱、病久。

2.娇嫩

舌质纹理细腻,其色娇嫩,其形多浮胖,称为娇嫩舌,多主儿童、新病、虚证、内心动力不足等(图4-1-3)。

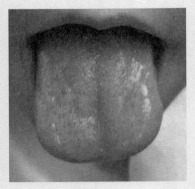

图4-1-3　娇嫩舌

病性分析

(1)儿童或少年充足的气血充满于新生的脏腑组织,所以舌体现娇嫩;

(2)新病,正气尚充足,邪气不甚,形成邪气在外游弋而正气活跃蓄势待发的表象就是娇嫩舌;

(3)气血不足,脏腑得不到营养,脏腑功能不足而显柔弱,此种舌也属于娇嫩舌;

(4)阳气不足,水液不运化而停聚于体内,水液充盈于舌体而舌体显饱满娇嫩。

病位判断

肺、脾。

情志特征

此种舌体的人脏腑纯真、经事不足,往往内心追求少或追求单调,缺少动力,常常不与人争。

3. 胀大

分胖大舌和肿胀舌。

1) 胖大舌

舌体较正常舌大,甚至伸舌满口,多伴有齿痕,称胖大舌,主脾虚、湿重(图 4-1-4)。

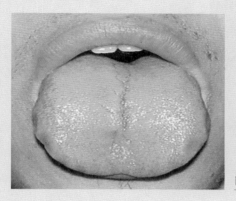

图 4-1-4　胖大舌

病性分析

多因水饮痰湿停滞在海绵体所致,因为是水湿,所以往往有舌体"沉重""拖不动""自觉舌很大"等感觉,因为没有影响到血液循环,所以舌体功能基本正常,运动尚自如,而胖大舌伸舌满口,碰触牙齿而形成齿痕。

病位判断

脾。

情志特征

此种舌体的人思维常显迟缓,或悠然自得,或不知人生方向,喜安静或独处。

2）肿胀舌

舌体肿大，胀塞满口，不能缩回闭口，称肿胀舌，主心脾积热
（图 4-1-5）。

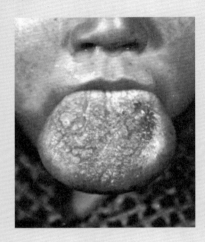

图 4-1-5　肿胀舌

病性分析

多因热毒、酒毒等蒸腾气血上壅，致舌体肿胀，多属热证。
肿胀舌是热邪熏蒸气血，气血壅滞进而影响了舌体的运动功能
而难以回缩。肿胀舌往往舌体偏红。

（1）舌体肿胀而紫暗的是伴有血瘀；

（2）舌体肿胀而裂是热伤津液导致津液不足，还有些人会
有舌热、舌痛、舌辣等感觉，都是热邪所致。

病位判断

心。

情志特征

此种舌体的人性情急躁易怒、心烦，但是又偏于内向。

4. 瘦薄

舌体瘦小枯薄者,称为瘦薄舌,主虚证(图4-1-6)。

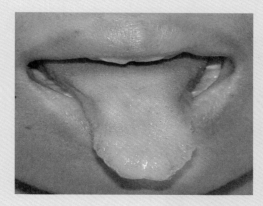

图4-1-6 瘦薄舌

病性分析

正气不足,不能充养舌体所致,所以,瘦薄舌主虚证。

(1)舌淡而瘦薄为气血两虚;

(2)舌红而瘦薄为阴虚火旺;

(3)瘦薄而干燥属津液不足;

(4)瘦薄而短属精亏。

病位判断

舌尖部位尖而瘦为心阴虚内热;舌尖的稍后边瘦薄为肺气虚;舌两边瘦薄为肝阴血不足;舌根瘦薄为肾精不足。

情志特征

此种舌体的人性格往往内向、胆小、不喜欢张扬,思维相对狭窄。

5. 点

平铺于舌面上颜色加深或变浅的圆形小点称为点,分白点、红点、黑点,多因内热所致(图4-1-7)。

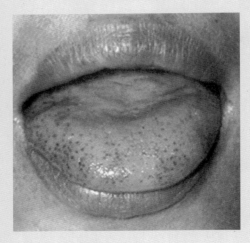

图4-1-7 点

病性分析

(1)白点,内有热外有寒所致;

(2)红点,内热蒸腾气血所致;

(3)黑点,热壅于内,气血阻滞所致。

病位判断

舌尖红点为心火;舌边黑点为瘀热;红点满布舌面多食积化热。

情志特征

此种舌体的人容易生气或生闷气,并且不容易发泄。

6. 刺

舌面上有软刺（即舌乳头），是正常状态，若舌面软刺增大，高起如刺，摸之刺手，称为芒刺舌，多因邪热亢盛所致，芒刺越多，邪热愈甚（图 4-1-8）。

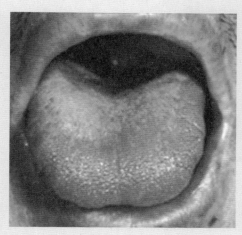

图 4-1-8　刺

病性分析

内热偏盛，热势升发，凸起成刺。

病位判断

根据芒刺出现的部位，可分辨热在何脏，如：

（1）舌尖有芒刺，多为心火亢盛；

（2）舌边有芒刺，多属肝胆火盛；

（3）舌中有芒刺，主胃肠热盛。

情志特征

此种舌体的人情绪容易急躁，常不顾及别人感受。

7. 瘀斑

舌体现深色或紫色的斑点或斑块（图 4-1-9）。

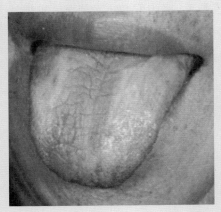

图 4-1-9　瘀斑

病性分析

瘀斑乃血瘀所致，导致血瘀常见的原因有四个：

（1）气滞而致血瘀；

（2）寒邪凝聚而致血瘀；

（3）痰湿郁阻而致血瘀；

（4）血热耗伤津液，导致血液黏稠而致血瘀。

病位判断

根据瘀斑出现的部位，可分辨热在何脏，如：

（1）舌尖有瘀斑，多为心情压抑；

（2）舌边有瘀斑，多属气滞血瘀；

（3）舌胖而有瘀斑，主痰瘀互结。

情志特征

此种舌体的人情绪容易压抑，容易生闷气。

8. 裂纹

舌面上有裂沟,而裂沟中无舌苔覆盖者,称裂纹舌。多因精血亏损、津液耗伤、舌体失养所致(图4-1-10)。

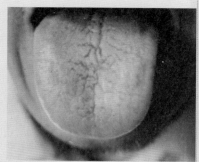
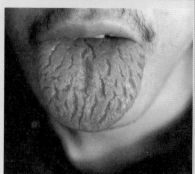

图 4-1-10　裂纹

病性分析

津液或阴血不足,不能润养舌体而出现裂纹,裂纹有深有浅,深者病重,浅者病轻。

(1)舌红而有裂纹为阴虚内热;

(2)舌淡而有裂纹为气血不足;

(3)舌胖而有裂纹为脾虚湿阻、气血不能上承、舌体失养所致。

病位判断

(1)舌尖裂者多伴舌红,此属心阴虚火旺,如果舌尖红并有碎裂的感觉,此属心火旺盛、心阴不足;

(2)舌两边裂者多伴有舌红,此属肝阴虚火旺;

(3)舌中间裂而舌淡者是脾虚并气血不足;

(4)舌中间裂而舌红少苔者属胃阴不足;

(5)舌裂而舌苔厚腻者属湿邪阻滞,气血津液不能上荣于舌。

情志特征

舌淡而裂者性格内向,不善表达;舌红而裂者性格偏急躁、内火攻心。

9. 齿痕

舌体边缘有牙齿压印的痕迹,故称齿痕舌(图 4-1-11)。

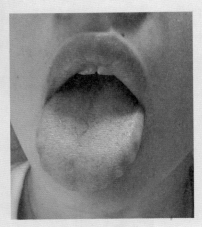

图 4-1-11　齿痕

病性分析

湿邪阻于舌而舌体胖大,受齿列挤压而形成齿痕,因为胖大所以出现齿痕,主湿。

病位判断

水液运行依赖肺、脾、肾,肺脾肾功能减退,水液运行不畅就容易产生痰湿水饮。

(1)肺失宣肃,水液凝炼为"痰";

(2)脾失健运,水液停聚成"湿";

(3)肾阳虚衰,水不气化而成"饮"。

情志特征

此种舌体的人身体、内心易感沉重,反应相对较慢。

10. 长

舌体长度明显较平常人长,舌体自然外伸时,舌尖超过承浆穴,称为长舌(图4-1-12)。

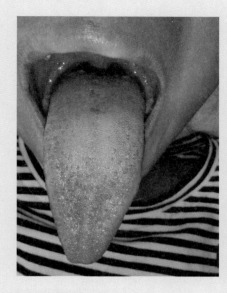

图 4-1-12　长舌

病性分析

因为生长所以才长,生长依赖阳气推动,所以长主阳气盛。

病位判断

舌属心,舌整体偏长说明心阳偏盛;如果舌两边跟舌尖平齐甚至比舌尖更长,说明肝阳偏盛。

情志特征

此种舌体的人容易心烦、急躁,争强好胜,善于表达。

11. 短

舌体长度明显较平常人短,甚至不能伸出口外,舌体自然外伸时,舌尖不能超过下唇下沿,称为短舌(图 4-1-13)。

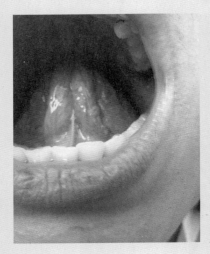

图 4-1-13 短舌

病性分析

与长舌正好相反,短舌主阳气不足,阳气不足生长无力或缓慢所致;阴虚或精血不足也会出现。

病位判断

(1)舌属心,舌体整体偏短说明心阳不足;

(2)肝阴不足、肝血虚导致舌体营养不足而短;

(3)肾精不足,人体生长乏力而出现短舌。

情志特征

此种舌体的人往往胆小、压抑甚至敢怒不敢言,畏手畏脚,喜欢独处,不喜欢人多的地方。

12. 宽

舌体横向明显较平常人宽,舌体自然外伸,舌体覆盖牙齿,不能看到第二磨牙者,称为宽舌(图 4-1-14)。

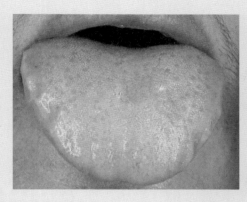

图 4-1-14　宽舌

病性分析

因为散所以才宽,热盛则散,湿重亦可向外弥漫,所以说宽舌主阳气盛、湿重。

病位判断

(1)宽扁舌是肺气偏盛;宽是舌边宽,肺主宣发,肺气盛则宣散有力而出现宽舌,此宽舌往往宽而扁;

(2)宽厚舌是脾虚湿重;脾虚生湿,湿邪停聚外撑而出现宽舌,此宽舌往往宽而厚。

情志特征

此种舌体的人往往气势较大,但不一定有方向,容易浮躁。

13.窄

舌体横向较平常人明显偏窄,舌体自然外伸,舌体没有完全覆盖牙齿,能看到第一磨牙者称为窄舌(图4-1-15)。

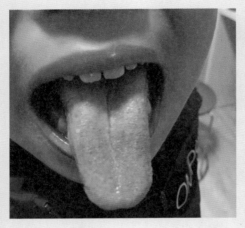

图4-1-15　窄舌

病性分析

(1)因为不足所以才窄,阳气不足不能外散而显窄;

(2)气血不足无以充填而显窄;

(3)阴精不足无力生长而显窄,所以窄舌属虚证。

病位判断

(1)肺气不足,宣散无力出现窄舌;

(2)肝血肝阴不足可出现窄舌;

(3)肾精不足,生长抑制也可出现窄舌。

情志特征

窄舌之人往往缺少魄力,缺乏果断,自卑心重。

14.平

正常舌体是中间高、向前和两边逐渐变低的走势,舌体表面平整而没有应有的生理弧度,称为平舌(图4-1-16)。

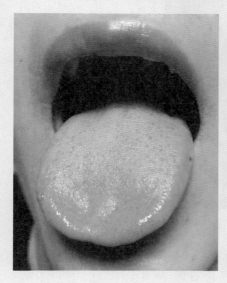

图4-1-16 平舌

病性分析

舌体表面平而薄为虚;舌体表面平而厚为实。

病位判断

(1)虚者脾胃虚,脾胃居中州,脾胃本厚,中间高而四周低,脾胃不足而呈现出舌体表面平坦的现象;

(2)实者多也,肝胆湿邪弥漫,肝胆居舌两边,舌两边凸起与舌中持平,故舌体不分高低而显平坦。

情志特征

此种舌体的人内心常坦荡,思维略迟缓。

15. 皱

舌体表面起伏不平似折皱,称之为皱舌(图4-1-17)。

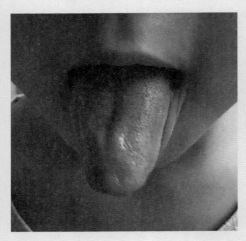

图4-2-17　皱舌

病性分析

皱者高低不平也,高者实低者虚;皱者不顺也,不顺即不通、郁滞。

病位判断

(1)脾虚无力运化水液导致水湿停聚而高,同时脾为气血生化之源,脾虚化生气血不足而凹陷,舌体有高有低,呈现皱象;

(2)舌为心窍,血脉郁滞不畅,舌体表现折皱而紫暗;

(3)肝阳气偏盛则舌体中间大筋鼓起,如果同时有肝血不足则舌两侧萎缩干瘪,此种舌高低不平并折皱多,亦称之为皱舌。

情志特征

此种舌体的人常心情不舒畅,或是心事重重,往往优柔寡断。

16. 聚

舌体肌肉紧缩而不舒展,称之为聚舌(图 4-1-18)。

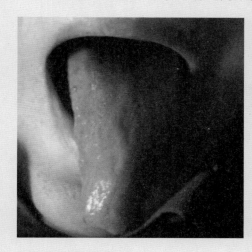

图 4-1-18　聚舌

病性分析

(1) 聚者紧也,寒邪外束现收敛聚紧之象;

(2) 气郁不能外达而现紧聚;

(3) 阴血津液不足,筋脉失养不舒展而现紧拘之象。

病位判断

(1) 舌为心窍,心主血脉,寒邪入血导致气血凝滞而为聚;

(2) 肝气不舒,气不外达导致舌聚;

(3) 肝阴津液不能润养筋脉,筋脉不舒展而聚集致舌体紧聚。

情志特征

此种舌体的人容易生闷气,容易纠结,喜欢钻牛角尖,有事不容易放下。

17. 散

舌体肌肉松散而缺少收敛之象,称之为散舌(图 4-1-19)。

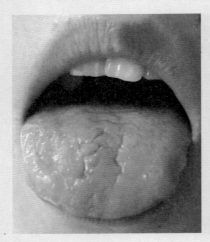

图 4-1-19 散舌

病性分析

散者松也,松者无力也,气虚无力收摄而散。

病位判断

(1)舌为心窍,心气不足则舌散而无力;
(2)脾为气血生化之源,脾虚也可以出现舌散。

情志特征

此种舌体的人往往思绪浮散,容易走神、不在意。

18. 凸

舌体局部明显凸起,异于常人称之为凸舌(图4-1-20)。

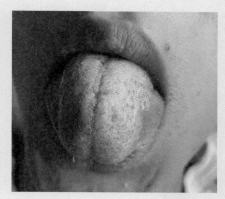

图 4-1-20　凸舌

病性分析

凸为实,邪气盛为实则凸。

病位判断

(1)舌体纵向中线的两侧大筋最常凸起,此凸起为肝阳偏亢所致;

(2)凸起的红点为热;凸起的芒刺也是热;

(3)舌尖的稍后方凸起,是肺气郁阻的象征;

(4)舌两边凸起而红为肝胆有热;

(5)舌两边凸起而饱满色淡为湿阻肝胆;

(6)舌两边凸起而紫暗或有瘀点瘀斑为气滞血瘀;

(7)舌中间位置过于高起凸出为脾胃郁阻。

情志特征

凸舌之人,内脏尤其是肝胆常蓄积着过多的能量,善发泄者脾气大,不善发泄者易郁怒。

19. 凹

舌体局部明显凹陷,异于常人称之为凹舌(图4-1-21)。

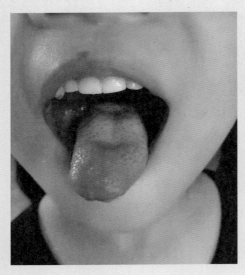

图4-1-21 凹舌

病性分析

凹为虚,人体正气不足为虚则凹,如气虚、血虚、阴虚、津液不足、精亏。

病位判断

(1)舌中最容易出现凹,说明中气不足、脾胃虚弱;

(2)舌根凹陷为肾精不足;

(3)舌边凹陷为肝血不足。

情志特征

凹舌之人,正气不足,常感乏力,相对内向,不愿表现。

二 舌筋

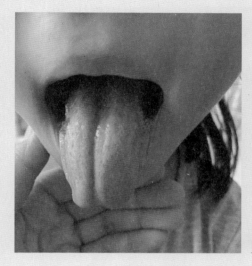

图 4-2-1　舌筋

在舌体纵向中线的两侧各有一条筋，跟舌骨相连，不高起于舌体，柔润灵活，主要起到运动舌体的作用，受肝所主（图 4-2-1）。

肝在体合筋，凸起为邪气偏盛，所以舌筋凸起说明是肝阳偏盛。此舌之人往往火气较大。然有纵长和紧聚之分：

1. 舌筋纵长：肝在体合筋，具有升发之性，肝气外发则筋自然纵长。此舌之人性格往往外向，火气大而容易外发。

2. 舌筋紧聚：肝在体合筋，升发之性压抑则舌筋紧聚而不舒展。此舌之人性格往往内向而克制。

如果舌筋凸起而纵长，表明肝之阳气发而外泄，性情急躁易怒并难以控制、毫无避讳；倘若舌筋凸起而紧聚，表明肝之阳气发而克制，性情虽急躁但一般不表现于外，选择克制或压抑忍耐。

三 舌根肉突

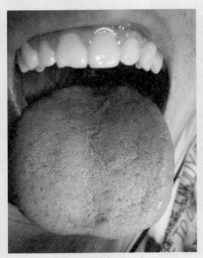

图 4-3-1　舌根肉突

舌根肉突(图 4-3-1)每个人都有,一般不疼,肉突明显增大或变红说明两种情况:

1. 咽部有炎症;

2. 下焦湿热或郁滞不通。

四 特殊舌

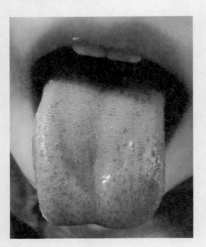

图 4-4-1　无尖舌

1. 无尖舌

舌尖变平(图 4-4-1),是因为舌体两侧过长,超过正常的长度,与舌尖齐平,形成此种特殊舌象,是肝火旺盛所致。

2.裂纹伴有蜂窝舌

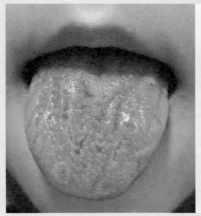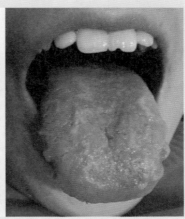

图 4-4-2　裂纹伴有蜂窝舌

　　裂纹舌是气血不足或阴虚所致,舌淡为气血不足,舌红苔少为阴虚;舌体蜂窝状一般是舌炎,中间红四周白,是内热外寒所致(图 4-4-2)。

3.上宽下窄舌

　　胖为实、瘦为虚,此为上盛下虚,上盛在心、肝、胃,下虚在肾(图 4-4-3)。

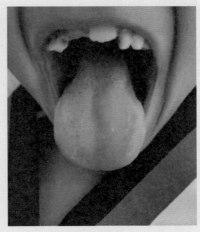

图 4-4-3　上宽下窄舌

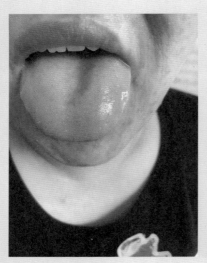

图 4-4-4 水滑舌

4. 水滑舌

舌淡胖苔白水滑，此为寒湿（图 4-4-4）。

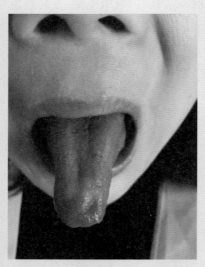

图 4-4-5 肉白舌

5. 肉白舌

舌尖后方有一块"白肉"，此为气聚所致（图 4-4-5）。

6. 畏惧舌

舌体蜷缩不敢外伸,畏手畏脚,此为"畏惧舌",是心胆气虚、肾虚所致(图4-4-6)。

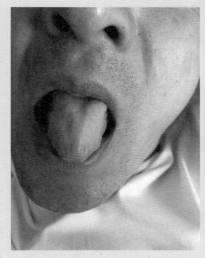

图 4-4-6　畏惧舌

7. 纠结舌

舌体扭曲不平为纠结舌,纠结舌往往出现在舌尖部位,说明内心、性格容易纠结,不够坦然(图4-4-7)。

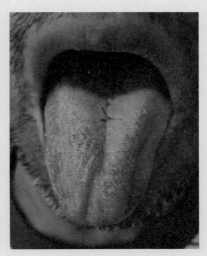

图 4-4-7　纠结舌

第五部分

舌色

　　舌色，即舌体的颜色。舌色构成主要是舌体内血脉的颜色，即为红色，又由于血管周围有三焦水液，并且舌体表面覆盖黏膜，所以最终表现出来的正常舌色是淡红舌，而除了淡红舌以外的所有颜色都属病态，一般可分为淡白舌、红舌、绛舌、紫舌、青舌几种。

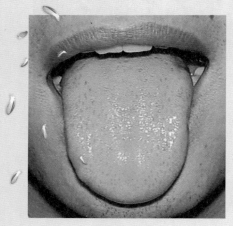

图5-1-1　淡红舌

一　正常舌色

　　舌色白里透红，不深不浅，淡红适中，此乃气血充足、上荣于舌的表现，故为正常舌色（图5-1-1）。

二 异常舌色

1. 淡白舌

舌色较淡红舌浅淡,甚至全无血色,称为淡白舌(图5-2-1)。

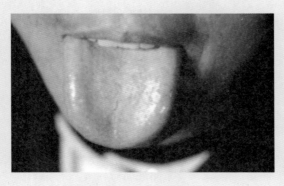

图 5-2-1　淡白舌

病性分析

(1)气虚不能推动血液上荣于舌,血不能充盈脉管则脉细而色淡,气血不足的淡白舌,舌体往往比较瘦小,还有些人因气血不足而感舌体伸缩无力;

(2)阳虚不能鼓动气血上行,同时,阳气不足不能运化水液导致水液埋没血色出现淡白舌,阳虚有湿的舌体色淡白而胖大或有齿痕;

(3)寒邪收引,血脉收缩变细而色淡发白,并且舌体会有紧聚收缩之象,往往伴有紫暗或青色;

(4)痰湿充斥于舌体肌肉之间,血脉受压变细而色淡,舌体往往偏于胖大,但有不平整的感觉,不如阳虚有湿的舌体饱满,因为痰相对于水液浓度要高,痰的分布不如水液均匀,也就没有水液充斥的舌体饱满。

2. 红舌

舌色鲜红,较淡红舌为深,称为红舌(图 5-2-2)。

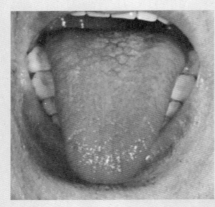

图 5-2-2 红舌

病性分析

红舌主热证,热证分实热和虚热:

(1)实热证因热邪偏盛致气血沸涌、舌体脉络充盈,则舌色鲜红;

(2)虚热证是因为阴津不足不能制约阳气导致血液运行加快而红色加深所致;

(3)实热证舌体多胖大,伴有黄苔或厚苔;

(4)虚热证舌体多瘦小,伴有舌苔少或无苔。

病位判断

(1)舌尖红而饱满甚至肿大为心火;

(2)舌边红而饱满为肝火;

(3)舌红中间苔黄腻是脾胃湿热;

(4)舌红伴有舌根苔黄腻为下焦湿热;

(5)舌尖红而瘦小属于心阴虚火旺;

(6)舌尖的稍后方红而凹陷属于肺阴虚内热;

(7)舌边红而干瘪属于肝阴虚火旺;

(8)舌红中间凹陷或有裂纹属于胃阴虚火旺;

(9)舌红舌根瘦小属于肾阴虚火旺。

3. 绛舌

绛为深红色,较红舌颜色更深浓之舌即为绛舌(图5-2-3)。

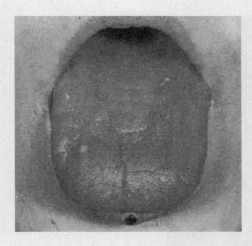

图5-2-3 绛舌

绛舌主热入营血,热邪耗伤血管内的津液导致血脉内津液不足、营气(血)浓度增高、运行迟滞所致。

病性分析

(1)在外感疾病过程中,热邪在血,耗伤津液,血液浓度变得高而黏稠,并且因为浓度高而影响了运行而出现绛舌;

(2)在内伤疾病中,津液不足,达到一定的程度,血液也会变得黏稠而运行不通畅,也会出现绛舌。

绛舌往往没有舌苔,并且整个舌体呈现出绛色。绛舌有红绛和紫绛,紫绛较红绛更多的是因为血瘀而紫。

4. 紫舌

紫舌总由血液运行不畅、瘀滞所致,也就是说凡是能够引起血瘀的原因都可以出现舌体发紫(图5-2-4)。

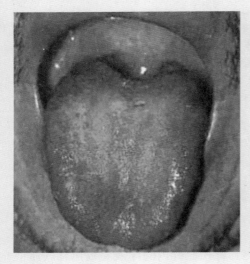

图5-2-4 紫舌

病性分析

(1)人体热邪偏盛,热盛伤津,血液浓缩黏滞,气血壅滞则紫,此种舌不仅紫,往往有绛色并且舌体干枯少津。

(2)寒邪凝滞,气血运行减慢而出现紫舌;寒邪收引,血管变细,血液运行迟滞而现紫。

(3)气虚推动无力,气血运行艰难而出现血瘀,舌体现紫。

(4)阳虚不能温运气血,气血运行拘紧而现紫舌。

(5)气滞则血瘀而现紫舌。

5. 青舌

舌色如皮肤暴露之"青筋",全无红色,称为青舌(图5-2-5)。

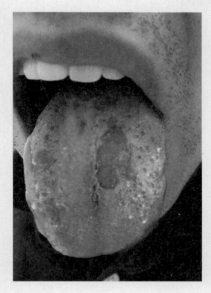

图 5-2-5 青舌

▌病性分析

由于阴寒邪盛,阳气郁而不宣,血液凝而瘀滞,故舌色发青。

主寒凝阳郁,或阳虚寒凝,或内有瘀血。

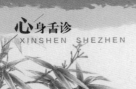

第六部分

舌态

一 舌态

舌态指舌体运动时的状态。正常舌态是舌体活动灵敏,伸缩自如;病理舌态有强硬、痿软、舌纵、短缩、麻痹、颤动、歪斜、吐弄等。

1. 强硬

舌体板硬强直,运动不灵,以致语言迟涩不清,称为强硬舌。

（1）热邪伤阴或者是情绪紧张等因素导致舌体筋脉拘紧而出现舌体板硬,此种舌往往表示性格倔强;

（2）舌强硬,舌红苔黄者多因热扰心神、筋脉拘紧、舌无所主;

（3）舌强硬,舌红苔少者多因高热伤阴、筋脉失养而拘紧所致;

（4）舌强硬,苔厚腻者多因痰阻舌络所致;

（5）舌强硬,肢体活动不灵活者多是中风或中风先兆。

2. 痿软

舌体软弱、无力屈伸,痿废不灵,称为痿软舌。

(1)气血不足,不能为舌体提供营养而出现舌体痿软无力现象,如产后气血不足之人说话声音低微,舌体痿软颤抖;

(2)阴精不足导致舌体筋脉缩而不伸,舌神全无,出现痿软舌,如肾精亏虚之人,腰酸腿软、舌体痿软,甚至伴有短小;

(3)痿软舌往往表示性格偏于温柔或软弱,不愿跟人争斗,胆小等;

(4)舌痿软,舌淡者多因气血虚极,筋脉失养所致;

(5)舌痿软,舌红者多是热灼津伤,阴亏已极。

3. 舌纵

舌伸出口外,内收困难,或不能回缩,称为舌纵。总由舌之肌肉经筋舒纵所致。

(1)热盛,鼓动气血外充容易出现舌纵;

(2)气血不足,筋脉松弛无力出现舌纵而无力回收;

(3)舌纵,舌红者见于实热内盛;

(4)舌纵,舌红苔厚者多见痰火扰心;

(5)舌纵,舌淡者多气虚。

4. 短缩

舌体紧缩而不能伸长,称为短缩舌。

(1)舌短缩,舌淡暗或青色可因寒凝筋脉,舌收引挛缩所致;

(2)舌短缩,苔厚腻者多痰湿内阻,经络不通所致;

(3)舌短缩,舌红苔少者多热盛伤津,筋脉拘挛;

(4)舌短缩,舌淡者是气血俱虚,舌体失于濡养所致。

5. 颤动

舌体振颤抖动,不能自主,称为颤动舌。

(1)舌颤动,舌淡者多因气血两虚,筋脉失养所致;

(2)舌颤动,舌红苔少者多因热极伤津而生风所致。

6. 歪斜

伸舌偏斜一侧,舌体不正,称为歪斜舌。

(1)舌体一侧阴血不足,舌体未能充养而出现舌体歪斜;

(2)舌体一侧浊气壅塞,舌体鼓胀而出现舌体歪斜。

7. 吐弄

舌常伸出口外者为"吐舌",舌不停舐上下左右口唇,或舌微出口外,立即收回,皆称为"弄舌"。二者合称为吐弄舌。

(1)皆因心、脾二经有热,灼伤津液,以致筋脉紧缩频频动摇;

(2)弄舌常见于小儿智能发育不全。

二 舌神

舌神主要表现在舌质的荣润和灵动方面。察舌神之法,关键在于辨荣枯。

1. 荣者

荣润而有光彩,表现为舌的运动灵活,舌色红润,鲜明光泽、富有生气,是谓有神,虽病亦属轻证。

2. 枯者

枯晦而无光彩,表现为舌的运动不灵,舌质干枯,晦暗无光,是谓无神,多属重证。

第七部分 舌苔

正常的舌苔是由胃气蒸腾水谷精微上承于舌面所生,故胃气的盛衰,可从舌苔的变化上反映出来。病理舌苔形成的机理包括:一是胃气不足,二是水谷精微不足,三是浊气熏蒸于舌面。

一 苔色

苔色即舌苔之颜色。一般分为白苔、黄苔、灰苔和黑苔四类,由于苔色与病邪性质有关,所以观察苔色可以了解疾病的性质。

1. 白苔

一般见于表证、寒证(图 7-1-1)。

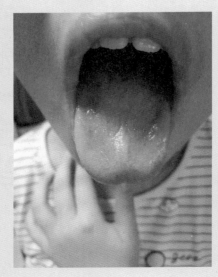

图 7-1-1　白苔

病性分析

(1) 由于外感邪气尚未传里,舌苔往往无明显变化,仍为正常之薄白苔。若舌淡苔白而湿润,常是里寒证或寒湿证。

(2) 在特殊情况下,白苔也主热证。

(3) 舌上满布白苔,如白粉堆积,扪之不燥,为"积粉苔",是由外感秽浊不正之气,毒热内盛所致,常见于温疫或内痈。

(4) 苔白燥裂如砂石,扪之粗糙,称"糙裂苔",皆因湿病化热迅速,内热暴起,津液暴伤,苔尚未转黄而里热已炽,常见于温病或误服温补之药。

2. 黄苔

一般主里证、热证(图7-1-2)。

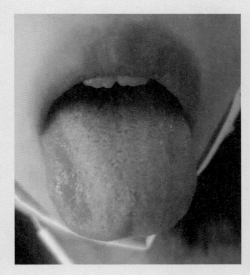

图 7-1-2 黄苔

病性分析

由于热邪熏灼,所以苔现黄色。淡黄热轻,深黄热重,焦黄热结。

(1)外感病,苔由白转黄,为表邪入里化热的征象;

(2)苔薄淡黄,为外感风热表证或风寒化热;

(3)苔黄兼腻,为湿热;

(4)苔黄而干为热伤津液;

(5)苔黄而厚为积食化热。

3. 灰苔

灰苔即浅黑色,常由白苔晦暗转化而来,也可与黄苔同时并见,主里证(图7-1-3)。

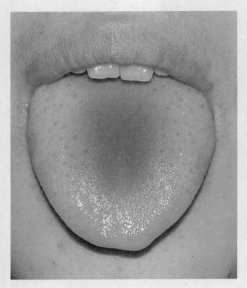

图 7-1-3　灰苔

病性分析

(1)苔灰而干,多属热炽伤津,可见外感热病,或阴虚火旺;

(2)苔灰而润,见于痰饮内停,或为寒湿内阻。

4. 黑苔

黑苔多由焦黄苔或灰苔发展而来,寒热均可导致,苔色越黑,病情越重(图7-1-4)。

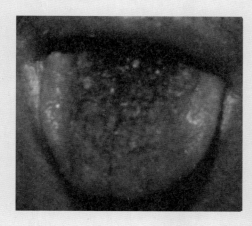

图 7-1-4　黑苔

病性分析

(1)苔黑而燥裂,甚则生芒刺,为热极津枯;

(2)见于舌尖者,是心火自焚;

(3)见于舌中者,是肠燥屎结,或胃将败坏之兆;

(4)见于舌根部,是下焦热甚;

(5)苔黑而滑润,舌质淡白,为阴寒内盛,水湿不化;

(6)苔黑而黏腻,为痰湿内阻。

二 苔质

苔质指舌苔的形质,包括舌苔的厚薄、润燥、腐腻、剥落、有根无根等变化。

1. 厚薄

厚薄以"见底"和"不见底"为标准(图 7-2-1)。

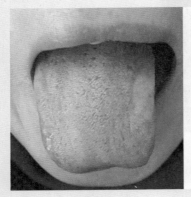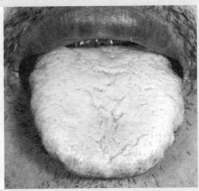

图 7-2-1　薄苔和厚苔

凡透过舌苔隐约可见舌质的为见底,即为薄苔。由胃气所生,属正常舌苔,有病见之,多为疾病初起或病邪在表,病情较轻。

不能透过舌苔见到舌质的为不见底,即是厚苔。多为病邪入里,或胃肠积滞,病情较重。

舌苔由薄而增厚,多为正不胜邪,病邪由表传里,病情由轻转重,为病势发展的表现。

舌苔由厚变薄,多为正气来复,内郁之邪得以消散外达,病情由重转轻,为病势退却的表现。

2. 润燥

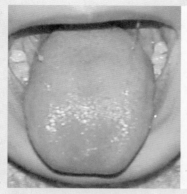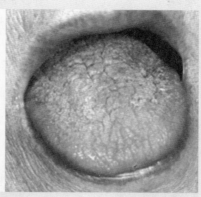

图 7-2-2 润苔和燥苔

舌面润泽,干湿适中,是润苔,表示津液未伤。

若水液过多,扪之湿而滑利,甚至伸舌涎流欲滴,为滑苔,是有湿有寒的反应,多见于阳虚而痰饮水湿内停之证。

若望之干枯,扪之无津,为燥苔,由津液不能上承所致,多见于热盛伤津、阴液不足,阳虚水不化津,燥气伤肺等证(图 7-2-2)。

舌苔由润变燥,多为燥邪伤津,或热甚耗津,表示病情加重;

舌苔由燥变润,多为燥热渐退,津液渐复,说明病情好转。

3. 腐腻

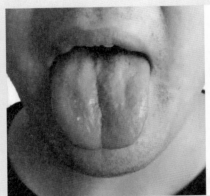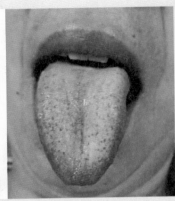

图 7-2-3　腐苔和腻苔

　　苔厚而颗粒粗大疏松,形如豆腐渣堆积舌面,揩之可去,称为"腐苔"。因体内阳热有余,蒸腾胃中腐浊之气上泛而成,常见于痰浊、食积,且有胃肠郁热之证;

　　苔质颗粒细腻致密,揩之不去,刮之不脱,上面罩一层不透明状黏液,称为"腻苔"。多因脾失健运,湿浊内盛,阳气被阴邪所抑制而成,多见于痰饮、湿浊内停等证(图 7-2-3)。

4. 剥落

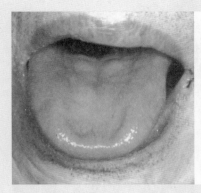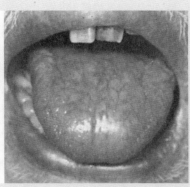

图 7-2-4　剥落苔

　　患者舌本有苔,忽然全部或部分剥脱,剥处见底,称剥落苔(图 7-2-4);

　　若全部剥脱,不生新苔,光洁如镜,称镜面舌、光滑舌。由于胃阴枯竭、胃气大伤、毫无生发之气所致。无论何色,皆属胃气将绝之危候;

　　若舌苔剥脱不全,剥处光滑,余处斑斑驳驳地残存舌苔,称花剥苔,是胃之气阴两伤所致;

　　舌苔从有到无,是胃的气阴不足,正气渐衰的表现;

　　舌苔剥落之后,复生薄白之苔,乃邪去正胜,胃气渐复之佳兆;

　　舌苔的增长或消退,都以逐渐转变为佳,倘使舌苔骤长骤退,多为病情暴变征象。

5. 有根苔与无根苔

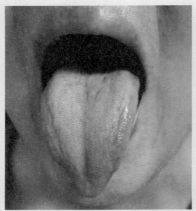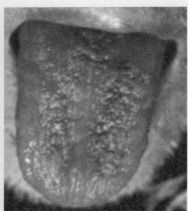

图 7-2-5　有根苔与无根苔

无论苔之厚薄,若紧贴舌面,似从舌里生出者是为有根苔,又叫真苔;

若苔不着实,似浮涂舌上,刮之即去,非如舌上生出者,称为无根苔,又叫假苔(图 7-2-5 右)。

有根苔表示胃气未衰,无根苔表示胃气已衰。

（三）舌下脉络

　　舌下脉络每人都有,属于血管走行的末端,此处血液运行偏于缓慢,所以舌下脉络比人体其他部位的血管颜色偏深,这属于正常。但是,当人体血热时,舌下脉络颜色显得相对更红;当人体血瘀严重时,舌下脉络显得迂曲而色暗;当气血不足之时,舌下脉络显得瘦瘪且没有血色(图7-3-1)。

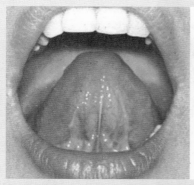
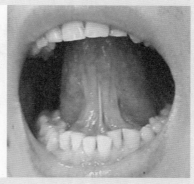
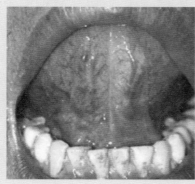

图 7-3-1　舌下脉络

左上图为正常舌下脉络

右上图舌下脉络颜色淡并且瘦瘪,为气血不足所致

左下图舌下脉络颜色紫深并且迂曲,为有瘀有热所致

（四）舌边白涎

　　舌之两侧 5 毫米左右各有一条白涎凝聚而成的线索状泡沫带，由舌尖的两侧向舌内延伸可达寸许，清晰可见，不难辨认，乃痰湿凝阻，气机郁结之征（图 7-4-1）。

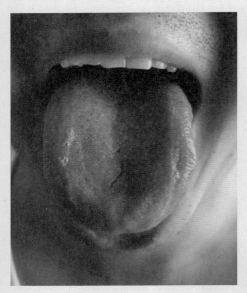

图 7-4-1　舌边白涎

一 舌象一 （图 8-1）

（1）舌红苔少为阴虚内热；

（2）舌红而裂在肺区为肺阴不足；

（3）舌中窄为脾虚；

（4）舌尖部宽为肝火。

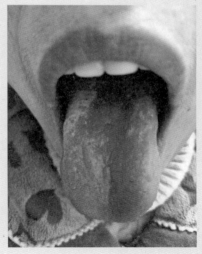

图 8-1　舌象一

二 舌象二 （图 8-2）

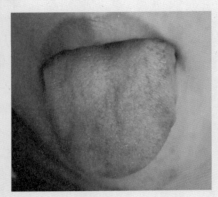

图 8-2　舌象二

（1）舌体散在瘀斑，为血瘀之象；

（2）舌红苔黄腻为湿热；

（3）舌边宽而有齿痕为湿重；

（4）舌体软而散为失去斗志，似有放下之意。

三 舌象三 （图 8-3）

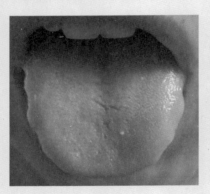

图 8-3　舌象三

（1）舌淡胖有齿痕、苔白，此为寒湿；

（2）舌体散软缺少动力。

四 舌象四 （图 8-4）

（1）舌红苔黄腻为湿热；

（2）舌尖瘀点兼有白肉为心气郁结；

（3）舌体长说明想得多、有想法；

（4）舌体紧聚说明心情容易紧张、放不下。

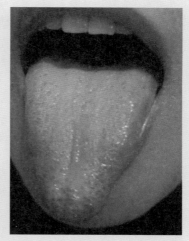

图 8-4　舌象四

五 舌象五 （图 8-5）

（1）舌红有红点为火；

（2）苔黄为热；

（3）舌筋凸起明显为肝火；

（4）舌中线偏中前位置凹陷为肺阴虚；

（5）舌体偏于瘦小为肾虚。

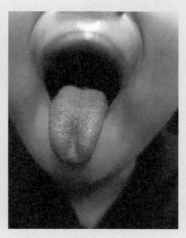

图 8-5　舌象五

六 舌象六 （图 8-6）

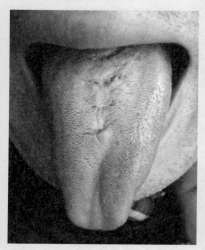

图 8-6　舌象六

（1）舌红为热；

（2）舌苔中后位置黄腻为下焦湿热；

（3）舌体长想法多；

（4）舌体紧硬说明性格固执；

（5）舌体偏斜并扭曲说明容易纠结；

（6）舌尖凹陷为心血不足；

（7）舌体中间有裂纹为内热伤阴所致。

七 舌象七 （图 8-7）

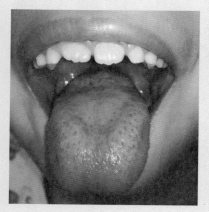

图 8-7　舌象七

（1）舌红苔黄腻为湿热；

（2）舌体中前部饱满鼓胀为痰热壅于上焦；

（3）舌筋凸起为肝火旺；

（4）舌根偏窄属肾虚，整体表现上盛下虚之象，容易冲动，做事不坚持。

八 舌象八 （图 8-8）

（1）舌红苔黄腻为湿热；

（2）红点为热；

（3）舌筋过长为肝火旺；

（4）舌体缺少弧度为脾虚；

（5）舌体软塌苔厚腻为胃肠蠕动减慢。

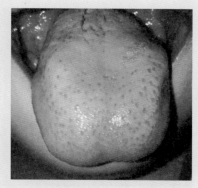

图 8-8　舌象八

九 舌象九 （图 8-9）

（1）舌红苔薄黄腻为湿热；

（2）舌尖平为肝火旺；

（3）舌体前部膨起并舌体右侧明显为浊气不降。

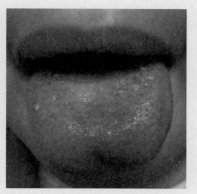

图 8-9　舌象九

十 舌象十 （图 8-10）

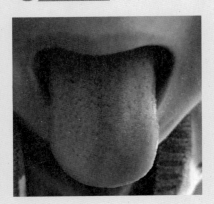

图 8-10　舌象十

（1）舌红苔黄为热；

（2）舌体缺少弧度为脾虚；

（3）舌体笔直说明性格直爽。

十一 舌象十一 （图 8-11）

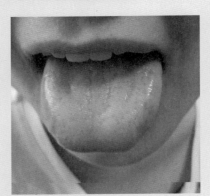

图 8-11　舌象十一

（1）舌淡胖苔白为寒湿；

（2）舌体胖而齿痕不明显是湿在血脉（齿痕明显是湿在肌凑）；

（3）处事内心急躁外表淡然。

十二 舌象十二 （图 8-12）

（1）舌胖有齿痕为湿重；

（2）舌尖两侧长代表肝火旺；

（3）整体属于肝郁脾虚、不善言语之舌象。

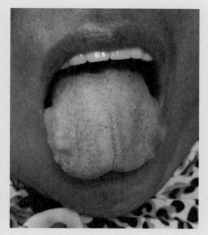

图 8-12 舌象十二

十三 舌象十三 （图 8-13）

（1）舌长为火；

（2）苔腻为湿；

（3）舌边红而剥脱为肝阴虚内热。

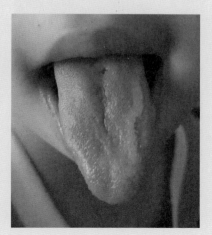

图 8-13 舌象十三

十四 舌象十四 （图 8-14）

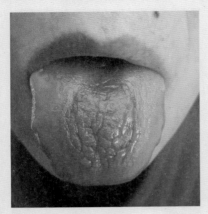

图 8-14　舌象十四

（1）舌苔剥脱而红为阴虚内热；

（2）边界清晰为寒；

（3）此为外寒内热伤阴之象。

十五 舌象十五 （图 8-15）

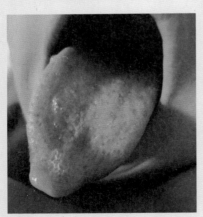

图 8-15　舌象十五

（1）舌尖长而凸起是心火；

（2）舌苔厚腻是湿重；

（3）舌体宽而舌尖突然变窄是脾虚食积导致水谷精微不能上承。

十六 舌象十六 （图 8-16）

（1）舌红苔剥脱为阴虚内热；

（2）有舌苔的地方为黄腻苔是湿热；

（3）湿热和阴虚可以相互兼夹，比如图 8-16，湿热在肝胆，阴虚在脾肺，不存在冲突，舌体虽小，反映的却是人体全身。

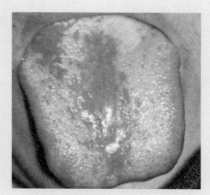

图 8-16　舌象十六

十七 舌象十七 （图 8-17）

（1）点为热、暗为瘀，暗红点是瘀热；

（2）舌苔浅黄腻为湿热轻；

（3）舌胖为湿重。

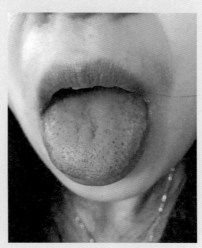

图 8-17　舌象十七

十八 舌象十八 （图8-18）

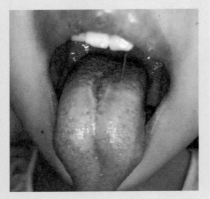

图8-18 舌象十八

（1）舌长为有火；

（2）舌中后部位苔黄厚腻为下焦湿热；

（3）舌硬为肝火旺；

（4）舌中宽胀为积食。

十九 舌象十九 （图8-19）

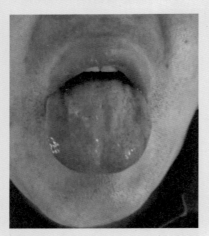

图8-19 舌象十九

（1）舌暗红为瘀热；

（2）苔黄厚腻为湿热；

（3）舌尖部和舌中部之间凹陷，说明身体上下不相接续，是郁滞严重所致。

二十 舌象二十 （图 8-20）

（1）舌淡苔白腻为寒湿；

（2）舌体右侧饱满鼓胀为浊气不降；

（3）裂纹舌贯穿上下是肾水不能上济于心；

（4）舌尖后方凹陷是肺气虚。

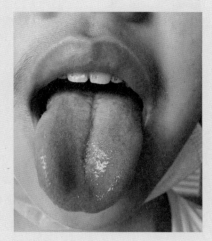

图 8-20　舌象二十

第九部分

舌诊临床应用案例分析

根据临床诊病的实际情况，我通过对以下病例的分析，让大家可以更好地学习舌诊，关键是学习舌诊在临床应用中的思路和方法，灵活而不刻板。当然在分析疾病的过程中会用到大量扎实的中医基础知识，让我们一并学习一下，帮助我们进一步提高舌诊能力。

一 案例一

症状

容易生闷气,腹胀、不愿吃饭、时有胃痛,既往有萎缩性胃炎病史。

舌象

舌体瘦为脾虚,舌尖后方凹陷为脾肺气虚,舌体中间有凸起结节为脾胃郁滞(图9-1),常常思虑纠结不善表达。

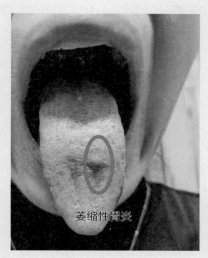

萎缩性胃炎

图9-1 案例一舌象

病性分析

(1)肝喜调畅顺达,生闷气导致肝气郁滞,气郁克脾犯胃影响脾胃运化功能,则出现腹胀、不愿吃饭症状;

(2)胃喜润恶燥,气郁影响血和津液运行,导致胃体缺少血和津液润养而萎缩,进一步加重腹胀和不愿吃饭症状;

(3)脾胃为气血生化之源,脾胃运化功能减弱则气血无源而不足,出现舌尖后方凹陷和舌体瘦小;

(4)气机结聚于脾胃反映于舌体中间的结节凸起。

治疗思路

(1)疏肝解郁以解除束缚和舌体结节;

(2)养血润燥以充养胃体,让萎缩的胃体得到营养和舒展;

(3)略加健脾、升提脾气以助脾胃运化。

二 案例二

症状

女,35岁,心慌、胸闷气短、烦躁、脾气大、失眠、偏头痛、月经量少、手脚凉、怕冷。

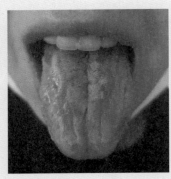

图9-2　案例二舌象

舌象

舌淡苔少有裂纹为气血不足,舌体瘦长为火大,舌体表面裂纹满布并崎岖不平(图9-2),说明性格纠结于心并暗耗心血。

病性分析

(1)气血不足则出现月经量少、手脚凉、怕冷等症状;

(2)失眠、心慌、胸闷气短为心血不足所致;

(3)偏头痛为气盛血虚导致血管痉挛引起;

(4)烦躁为心火、脾气大为肝火。此人仅有舌体长可以反映出火大,但是舌体不红,这是为什么? 火有大火和小火之分,也有明火和暗火之别,大火炎上剧烈容易出现舌红,明火容易显露于外,当火为小火、暗火时,舌体就不容易变红。这正是中医之所以辨证的精髓,也正是张氏舌诊的独特魅力之处。正是因为此人是暗火、郁火在体内,日积月累,暗耗心血,导致舌体缺少濡养而出现裂纹。

治疗思路

(1)以养血安神为主,佐以补气,气血充则心慌、胸闷气短、失眠、手脚凉都会随之改善;

(2)辅助以平肝降火,消除体内郁火,并且防止补气养血过量出现上火情况。

三 案例三

症状

心慌、心烦、乏力、容易腹泻、痛经。

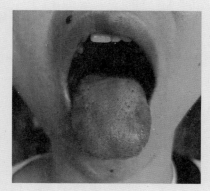

图 9-3　案例三舌象

舌象

舌红有热，舌有瘀斑为血瘀，舌尖和舌根高起、舌中凹陷为上焦和下焦有"浊热"、中焦虚弱，舌面凹凸不平说明情绪容易波动、不稳定。

病性分析

（1）"热"蒸心肺出现心烦，"浊"阻心肺之气血则心慌、乏力；

（2）中焦乃脾胃之地，脾虚不能升清则出现腹泻；

（3）瘀斑明显，血行郁滞，不通则痛，出现痛经。

治疗思路

（1）清心平肝以泻热，热去烦自平；

（2）利湿化痰以降浊，浊去一身轻；

（3）健脾升提止腹泻；

（4）活血化瘀痛自消。

（四）案例四

症状

女，9岁，每天晚上遗尿，从小尿床，脾气不好。

舌象

舌红苔少为虚热，左侧舌根瘦缺为肾阳虚（图9-4）。

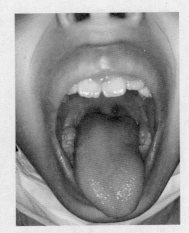

图9-4　案例四舌象

病性分析

（1）虚热内扰则烦乱不宁，脾气急躁；

（2）肾阳不足，肾气不固则遗尿；

（3）舌体瘦为脾虚。

脾虚在本病例中有几个影响：

（1）脾虚，气血生化无源，不能为肾气提供帮助；

（2）脾虚，中气下陷，固摄无力会加重遗尿。

肝旺和肾虚之间的关系：

（1）肝火旺盛日久，伤阴耗液，会加重肾虚；

（2）肾虚，尤其是肾阴亏虚，不能及时补充肝阴，肝阴无力制约肝阳，进而容易出现肝阳偏亢，表现为脾气急躁等症。

治疗思路

（1）清心平肝引火下降，气定神闲；

（2）补肾气以增强固摄之力；

（3）健脾补气以增强后天并辅助肾气。

五 案例五

症状

腰酸、口苦、盗汗、尿酸高、血糖高。

舌象

舌长为火，舌尖和舌根瘦为肺肾两虚，舌中宽为中焦郁滞（图9-5）。

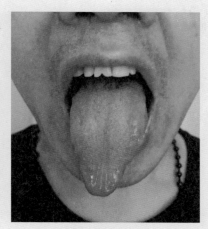

图9-5 案例五舌象

病性分析

（1）口苦因为肝火大；

（2）腰酸、盗汗为肾虚；

（3）尿酸高和血糖高是中焦郁滞，代谢减慢所致。

治疗原则

（1）清肝火解除口苦；

（2）补肾治疗腰酸；

（3）健脾祛湿以升清降浊，治疗尿酸高和血糖高。

六 案例六

症状

痛经、左侧输卵管不通、腰凉手脚凉,有胆结石病史。

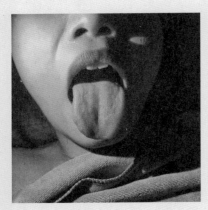

图 9-6　案例六舌象

舌象

舌边和舌筋都凸起说明肝火大,舌两边和舌筋中间分别有褶皱样粗糙不平(图 9-6),说明肝胆不通。

病性分析

(1) 左为阳、右为阴,左侧输卵管不通加上腰凉、痛经皆为肾阳虚,温煦和升腾之力不足所致;

(2) 胆在身体右侧,储存和排泄胆汁,胆汁下泄于肠道发挥消化功能,胆汁不降,淤积于体内容易出现胆结石;

(3) 此病例为清不升浊不降,依据症状,此人舌象反应应该比较明显,但是,事实上舌象反映出的问题却不突出,为何?此病例是因为情绪偏于压抑,脏腑状况未能循经正常反映于舌象所致。

治疗原则

(1) 温肾阳,以鼓动阳气升腾,正如旭日东升,温通身体;

(2) 祛湿降浊,疏通肝胆,顺道排石;

(3) 激扬肝脾,调动情绪,交通左右。

（七）案例七

症状

想得多、不愿倾诉。

舌象

舌淡有裂纹、苔薄白为气血不足，裂在舌边、舌尖、舌尖后三个区域（图9-7），说明病位集中在心、肝、肺。

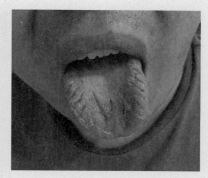

图9-7　案例七舌象

病性分析

（1）想得多，会导致两种情况：一是久思伤脾，脾气不足，运化无力；二是暗耗心血，导致心血不足。

（2）不愿倾诉有几种原因：一是气虚，无力倾诉；二是心阳虚，哀默或无言以对；三是肝郁，性格内向，不善言辞和表达。

（3）此人舌体不红，裂纹突出，说明病位主要在心肝，病性为心血不足、肝偏内敛。

治疗思路

（1）养血安神，恢复已损气血；

（2）健脾疏肝，脾健气血生化有源，肝舒则喜表达。

八 案例八

症状

胁痛、腹胀,有胆囊息肉、肝血管瘤。

舌象

舌暗红有瘀点说明体内有瘀热,中间裂纹为肾水不足所致,舌边鼓胀而红为肝胆湿热(图9-8)。

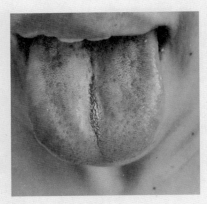

图9-8 案例八舌象

病性分析

(1)肝胆湿热阻碍气机,导致气机不畅而出现胁痛、腹胀症状;

(2)肝胆有瘀有热,热盛则胀,有瘀则不通,就形成胆囊息肉和肝血管瘤;

(3)结节、增生、囊肿、肌瘤等问题,主要原因是由郁致病,引起郁的原因主要是情志不畅,尤其是长期生闷气容易形成这些问题。

治疗思路

(1)清利肝胆湿热,湿热去则肝胆畅快不黏滞;

(2)理气解郁,压抑去则胀闷消;

(3)补肝肾之阴,填补湿热去除以后引起的空缺,恢复原有脏腑状态。

（九）案例九

症状

脾气不好、口臭、饭量可、消瘦。

舌象

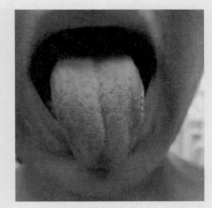

图9-9　案例九舌象

舌红苔黄腻为湿热，舌边红而偏瘦瘪是肝阴不足肝火旺，舌筋凸起为肝火，舌尖部凸起而扭曲为心火压抑于内、心事纠结于心（图9-9）。

病性分析

（1）脾气不好是肝火所致；

（2）口臭是胃火；

（3）消瘦是脾虚所致，脾主肌肉和四肢，此处脾虚舌象并未显现，如何分析？有两种情况：一是患者原来的主要体质是脾虚，导致吸收一直不好而消瘦，后来肝火旺盛的症状突出，导致脾虚症状不明显。二是肝火旺盛，克脾犯胃，导致脾胃虚弱，同时，肝火会伤阴耗液，导致阴液亏少而消瘦或干瘦。

治疗思路

（1）清肝泻火去湿热，湿热去，中焦清爽；

（2）清心火，安定神志；

（3）开心窍，缓解纠结之心。

十 案例十

症状

前胸后背长痘,5 年前肛瘘手术,现在复发。

舌象

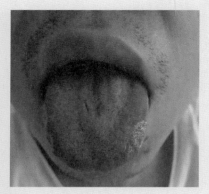

图 9-10 案例十舌象

舌暗红有瘀点为瘀热,舌体凹凸不平纹路模糊为脏腑不协调、纠结、心情纠结,舌边齿痕为湿重,本例舌象整体偏于瘀、热、纠结(图 9-10)。

病性分析

(1)前胸为任脉、后背为督脉之所行,任督二脉总督一身阴阳之气,患者脏腑不协调、纠结、瘀热导致全身不通,形成前胸后背长痘;

(2)瘀和结导致肠道蠕动减慢,热邪却迫血妄行,前有瘀后有热,肉败血腐形成肛瘘。

治疗思路

(1)清热利湿去除黏滞之性;

(2)活血化瘀,去瘀生新,解决肉败血腐;

(3)理气、平肝、养心共同纠正纠结之性情。

十一 案例十一

症状

右侧扁桃体肿大，容易积食发热，晚上趴着睡。

舌象

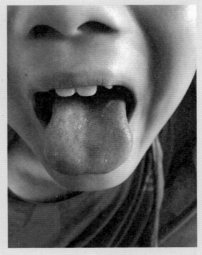

图 9-11　案例十一舌象

舌根窄舌尖宽，此为上盛下虚之象，主因浊气不降所致；舌尖右侧比左侧更饱满充实为浊气不降之象，舌淡苔白为虚寒（图9-11）。

病性分析

（1）浊气不降最常出现的病症包括扁桃体肿大、腺样体肥大、腹胀、后背硬实、胸廓圆厚、头大、脸圆、腰粗、大腹便便等；

（2）喜欢趴睡为脾胃虚寒所致；

（3）浊气不降的原因一般是中焦不通所致，中焦不通的原因常见于积食、脾胃湿热、肝胆湿热等；

（4）中焦不通，浊气不降反逆，浊而化热熏蒸导致发热。

治疗思路

（1）通腑降浊，去除疾病根本；

（2）健脾以助温中、升提，左升有助于右降。

十二 案例十二

症状

睡觉打呼噜、张嘴呼吸，早晨起床吸鼻子。

舌象

舌胖色淡红苔淡黄腻属于湿热，湿重于热症（图9-12）。

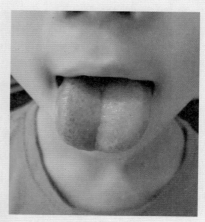

图9-12　案例十二舌象

病性分析

（1）睡觉打呼噜、张嘴呼吸是腺样体肥大所致，皆因痰湿阻滞于鼻咽部引起；

（2）晨起吸鼻子是肺气虚所致。

治疗思路

（1）健脾祛湿以消生痰之源；

（2）散结消肿以消已生之痰；

（3）通腹降浊以加速浊邪外出；

（4）宣肺补肺以鼓动肺气宣发，吸鼻自止。

十三 案例十三

症状

入睡困难、心烦、痔疮。

舌象

舌红为热，苔黄腻为湿热，苔干为津液不足，舌红而有裂纹为阴虚内热（图9-13）。

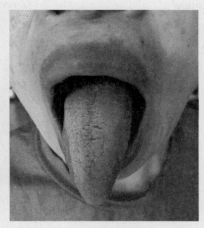

图9-13 案例十三舌象

病性分析

（1）热邪扰于心则心烦、入睡困难；

（2）热邪客于肝则急躁易怒；

（3）热邪容易伤阴耗液，津液不足又会加重体内的燥热而让人烦躁不安；

（4）痔者突出也，疮者热也，有热有瘀乃成痔疮。

治疗思路

（1）清心平肝，火去神志自安；

（2）滋阴润燥，补水抑火，正所谓"壮水之主以制阳光"；

（3）佐以祛湿化瘀，湿去瘀通，痔疮自消。

十四 案例十四

症状

过敏性鼻炎、晚上憋气、鼻腔黏膜发白。

舌象

舌淡苔薄白一派气血不足之象，舌尖及周围瘦薄凹陷为肺气虚（图9-14）。

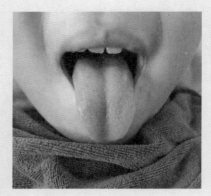

图9-14 案例十四舌象

病性分析

（1）气血不足，不能荣养皮肤和黏膜则鼻腔黏膜发白无血色；

（2）内有气血不足，外有风邪袭扰，表现为喷嚏连连，往往是清水鼻涕，我们称之为过敏性鼻炎；

（3）阳气白天出而夜晚入，白天盛而夜晚衰，患者本来气血不足，遇阳气相辅助尚可自在，遇阳气无力则难熬，正是夜间憋气之因。

治疗思路

（1）健脾补肺以资气血，气血充足则"正气存内、邪不可干"；

（2）少加温阳，以鼓动全身脏腑功能，提高整体内动力；

（3）佐以祛风，风去则敏除。

十五 案例十五

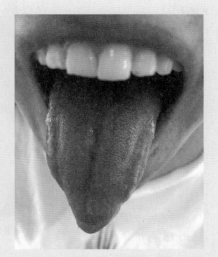

症状

头痛严重、颈部僵硬。

舌象

舌红为热,舌尖及舌边瘦为阴虚,舌体硬、扭说明此人倔强,舌尖右侧缺失为肺阴虚(图9-15)。

图9-15　案例十五舌象

病性分析

(1)不通则痛,头痛原因无非这几种:一是风寒侵袭致冷痛;二是痰浊蒙蔽清窍致闷疼;三是气血不足致空痛;四是肝火上炎致胀痛、热痛;五是阴血不足致隐痛等。舌红而瘦说明阴血不足并肝火上炎,阴血不足导致血管壁痉挛,而肝火却横冲直闯,形成"气多血少"之状态,所以此种头痛比较剧烈,疼痛中伴有酸、麻、胀之感。

(2)肺阴、肝阴不足,导致筋脉失养,失养则痉挛,形成筋硬而不柔和之象,如图9-15肝硬筋扭。

(3)痉者硬也,挛者缩也。

治疗思路

(1)滋阴养血柔肝,缓解血管紧张痉挛状态和颈部僵硬;

(2)平肝泻火,消灭肝火,火不上窜,血管柔和,疼痛自止;

(3)少佐活血化瘀,使道路通畅,阴血流动畅通无阻,并协助缓解痉挛。

十六 案例十六

症状

抽动症眨眼睛、偶尔噘嘴、耸肩。

舌象

舌尖鼓胀饱满为心火，舌筋凸起为肝热，舌边皱缩是肝血不足，舌苔略带黄腻是湿热轻症（图 9-16）。

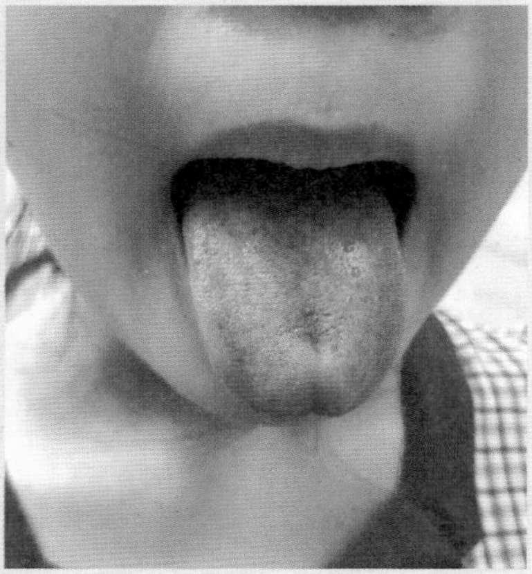

图 9-16　案例十六舌象

病性分析

（1）肝主筋，肝开窍于目，目受肝血则能视，肝血不足则筋脉失养，筋脉痉挛抽搐导致频繁眨眼；

（2）肝火旺盛，克制脾土，脾土运化拘谨而出现噘嘴；

（3）湿热凝滞中焦，导致浊气不降，浊郁化热上熏而出现耸肩。

治疗思路

（1）清心平肝以清多余之热，热去则筋脉缓而不急；

（2）滋阴养肝以补养肝血，肝血足则筋脉舒；

（3）健脾和胃，助脾胃运化，噘嘴自消；

（4）稍清热利湿，促进湿浊下降，耸肩自平。

十七 案例十七

病史

肚子特别胀、大、硬,剑突下疼痛,长期长倒睫毛,夜尿多,容易疲倦,口干口苦。

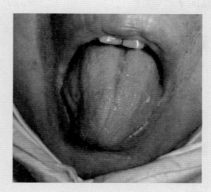

图9-17 案例十七舌象

舌象

舌短为肾虚,短胖为郁,舌偏为浊气不降,舌苔黄腻为湿热(图9-17)。

病性分析

(1)舌短肾虚导致夜尿多,容易疲倦;

(2)舌体短胖为郁,郁者多数在肝,肝郁则睫毛倒长,肝郁化火则口干口苦;

(3)肝郁加湿热,凝滞中焦导致浊气不降,出现肚子胀硬,严重会疼痛。

治疗思路

(1)疏肝解郁畅通中焦;

(2)清肝泻火解除口干口苦、睫毛倒长;

(3)补肾解决遗尿;

(4)佐以清热利湿,湿热去,气血流通加快,浑身轻松。

第十部分

舌诊备要

一 灵活舌诊

　　望舌应该遵循一定顺序，但是，医生在临床实践中，往往都有自己的习惯。其实，顺序不是最重要的，舌诊无非是让医生从舌象中获得更多更全面更有意义的信息。基于此，医生在望舌过程中，可以先观察和分析最突出、最明显的舌象，然后分析一些不太显著的舌象，这样有利于整个诊断过程的顺利进行。比如说舌体伸出，舌体胖大非常明显，那我们可以首先得出此人湿气比较重，至于是寒湿还是湿热，再观察舌体和舌苔颜色，发现舌红苔黄，由此我们知道此为湿热，要是舌淡苔白，那自然就是寒湿了。

　　层次望舌以辨别病性和病位，舌分舌体、舌苔、舌下脉络等，不同的部位对应不同脏腑，舌体、舌苔的质地和颜色往往反映身体状态和疾病性质，所以望舌一定要分层次，比如说舌红、体胖、有齿痕、苔黄而厚，舌红为热、体胖为湿、齿痕为脾虚、苔黄为热、苔厚为浊盛,这就叫层次,不仅找到病位在脾,还判断出病性为湿热不降。

整体望舌辨别体质,当患者症状特别多、特别复杂时,我们在层次望舌辨证的基础上,往往使用整体望舌的方法,以快速分辨出患者体质。比如说患者伸舌,舌体整体瘦小、颜色浅淡,我们立即可以判断出此患者为虚寒体质。这个过程虽然没有进行详细的层次分析,但是,舌象的整体特征就反映出了患者的体质,这在诊断和治疗一些复杂性疾病中有很大的帮助。

（二）重视舌诊但不拘泥

舌诊是中医诊断的一种方法,虽然通过舌诊可以判断出很多我们需要的信息,但是,想要准确的辨证还需要问诊、切诊、面诊等的配合,不是所有信息都会表现在舌象上。比如急性外伤,医生很难通过舌诊判断出外伤的部位和轻重,再比如舌体歪斜,有些人告诉患者是脊椎侧弯,殊不知导致舌体歪斜的原因有很多,像中风、积食、肝郁等。所以说,一位好医生,要四诊合参,综合判断,不可断然,以免投机取巧,害人害己。

（三）如何对待舌症不一:舍舌从症

临床中我们经常会遇到这种情况,患者描述自己的症状是心烦、急躁、易怒等一派热象,我们去看舌象时偏偏是一派寒象,这是为何？这是因为以下几种原因:一是上热下寒,热在心肝,寒在脾肾;二是体内的热势不大,正如火之炎上之势,火势小,自然不能循经络或三焦炎于舌。出现此种情形,有些医生无从下手。此时应该记住一个原则,就是患者的感觉是我们医生最重要的依据,也就是说患者自己描述的症状是最直接最准确的,要以症状为主进行诊断和治疗,不可过于纠结舌象和症状的不一致性,即使说是上热下寒,那下寒也应该有患者的症状作为依据,如果没有症状作为依据,我们又如何判断患者有下寒呢?

参考文献 // 心身舌诊 //

[1] 邓铁涛. 中医诊断学. 上海：上海科学技术出版社，1984.

[2] 印会河. 中医基础理论. 上海：上海科学技术出版社，1984.